BEI GRIN MACHT SICH IHR WISSEN BEZAHLT

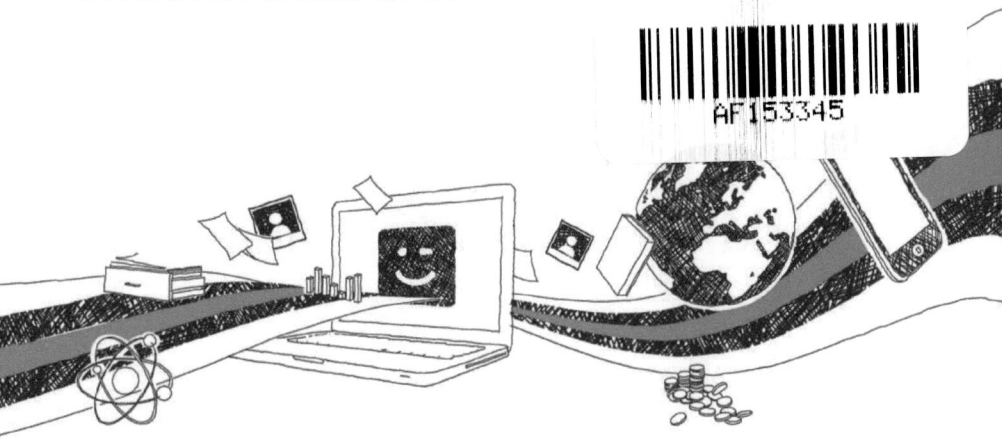

- Wir veröffentlichen Ihre Hausarbeit,
  Bachelor- und Masterarbeit

- Ihr eigenes eBook und Buch -
  weltweit in allen wichtigen Shops

- Verdienen Sie an jedem Verkauf

Jetzt bei www.GRIN.com hochladen und kostenlos publizieren

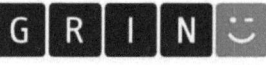

Selbstorganisierte Projektteams ohne Projektleitung. Kritische Betrachtung im Fall des Sozialprojekts #Zeigdichecht

Sandra Waldermann-Scherhak

GRIN ☺

Bibliografische Information der Deutschen Nationalbibliothek:

Die Deutsche Nationalbibliothek verzeichnet diese Publikation in der Deutschen Nationalbibliografie; detaillierte bibliografische Daten sind im Internet über http://dnb.d-nb.de abrufbar.

ISBN: 9783346600493
Dieses Buch ist auch als E-Book erhältlich.

© GRIN Publishing GmbH
Nymphenburger Straße 86
80636 München

Das Buch bei GRIN: https://www.grin.com/document/1177388

FOM Hochschule für Oekonomie & Management Düsseldorf
Hochschulzentrum Düsseldorf

Berufsbegleitender Studiengang
Gesundheitspsychologie & Medizinpädagogik (B. A.)

5. Semester

Scientific Essay
in Modul Projektmanagement im Gesundheits- und Sozialwesen

Akteure im Projekt #Zeigdichecht - Kritische Betrachtung der Chancen und Risiken eines selbstorganisierten Projektteams ohne Projektleitung

Autorin: Sandra Waldermann-Scherhak
Abgabedatum: 2020-08-31

Inhaltsverzeichnis

Abbildungsverzeichnis

Abkürzungsverzeichnis

bzw.   beziehungsweise

etc.   et cetera

FOM   Fachhochschule für Oekonomie & Management Düsseldorf

NLP   Neuro-Linguistisches Programmieren

PAO   Projektaufbauorganisation

PD   Projektdefinition

PFD   Projektfunktionendiagramm

PG   Projektgruppe

PL   Projektleiter

PLG   Projektleitung

PM   Projektmanagement

PT   Projektteam

TM   Teammitglieder

#ZDE   #zeigdichecht

1   Einleitung

1.1   Problemstellung

Projektmanagement ist das Management, das erforderlich ist, um ein Projekt einer bestimmten Art, in einer bestimmten Zeit, mit bestimmten Ressourcen, zu einem bestimmten Ergebnis zu bringen (Keßler/Winkelhofer, 1997). PM wurde in den 50er Jahren in der
Raumfahrt und im Anlagebau entwickelt. Bei innerbetrieblichen, strukturellen, organisa-
torischen oder personellen Vorhaben wird PM oft auch Change-Management genannt.
(Kuster, 2011, S.3). Projekte sind zeitlich begrenzte Initiativen mit einer definierten Ziel-
setzung. Jedes Projekt durchläuft mehrere Phasen zwischen Projektstart und Abschluss. (Schawel/Billing, 2018, S. 283). Projekte bringen Ressourcen zusammen – wie
Arbeitskräfte, Kapital und Material – und diese müssen organisiert und gemanagt werden,
um ein bestimmtes Resultat zu erzielen. Die Herausforderung liegt darin, das Projekt innerhalb einer festgelegten Zeit und innerhalb eines bestimmten Budgets zum Abschluss
zu bringen (Vgl. Russell-Walling, 2011, S. 148). PM ist nicht nur ein Planen, Überwa-
chen, Steuern, Organisieren und Handeln, sondern auch eine Haltung, aus welcher heraus
das Verhalten im Projekt und beim PM verständlich wird (Keßler/Winkelhofer, 1997).

1.2   Zielsetzung und Gang der Arbeit

Dieses SE bezieht sich auf die Akteure eines Projektes in Bezug auf die Theorie, den Case
und die kritische Betrachtung eines selbstorganisierten Teams. In Kapitel 2 werden dem-
nach die Rollen PL und PT, sowie deren Fähigkeiten und Aufgaben erläutert. Im dritten
Kapitel werden diese retrospektiv in Bezug zum Case, das Praxisprojekt #ZDE, gesetzt.
In Kapitel vier wird die Analyse in Form einer kritischen Betrachtung der Chancen und
Risiken im Hinblick auf das selbstorganisierte Team und der fehlenden Rolle der Projektleitung vorgenommen, sowie Vor- und Nachteile verdeutlicht. Im Fazit wird abschließend
Stellung bezogen und zwei mögliche Handlungsempfehlungen im Hinblick auf die Fort-
führung des Projektes gegeben. Im Anhang wird ein Einblick in die erarbeiteten Regeln
des Teams gegeben, sowie zwei kreative Techniken, - das Brainstorming und die Walt-
Disney-Strategie - detaillierter vorgestellt, durch die #ZDE als gemeinnütziges Sozialprojekt zur Stärkung junger Frauen', Vision und 'Herzensprojekt' des Teams wurde.

2   Theorie: Akteure im Projektmanagement

Um die Projektdurchführung zu gewährleisten sind meist mehrere Funktionen und Instanzen notwendig. Unterschiedliche Sichtweisen, Interessen und Zielsetzungen brauchen Koordinierung und Abstimmung. Damit Qualität und Quantität gewährleistet werden können, erfordet des PM ein entsprechendes Engagement. Verschiedene Akteure sind an einem Projekt beteiligt. Dazu zählen der Projektauftraggeber, PL, PT (Kernteam/erweitertes Team), interne oder externe PM, zeitweilig beteiligte Spezialisten oder Experten und projektunterstützende Stellen in oder außerhalb des Unternehmens, wie Projektsponsoren. „Der Erfolgsfaktor ist in hohem Maße von Mitarbeit, Engagement und Beteiligung der Beschäftigten an dem Projekt abhängig." (Ulatowski, 2013, S. 25).

2.1   Projektleitung

„Der Erfolg eines Projektes hängt entscheidend von der Qualität des PL-Besetzung ab". (Burghardt 2007, S. 64). Die unterschiedlichen Rollen, die für einen PL von Interesse sind, sind denen von Managern ähnlich (vgl. Staehle, 1991, S. 13 ff.). Da die PL innerhalb eines Projektes meist mehrere Rollen einnehmen muss, benötigt sie verschiedene Kompetenzen aus vielen Bereichen. Neben fachlichen Fertigkeiten sind auch methodische, kommunikative, soziale wie auch persönliche Fähigkeiten von Bedeutung. Die Gewichtung und Priorisierung ist jedoch stark abhängig von der Art des Projektes, von der Größe des Projektes, von der Anzahl der Beteiligten und Betroffenen, vom Hauptanwendungsgebiet, von den Vorerfahrungen, von den Erwartungen, vom Innovationsgrad etc. (Keßler/Winkelhofer, 1997). Der amerikanischer Psychologe Daniel Goleman beschreibt Führungskompetenzen die soziale Kompetenz, Selbststeuerung, Empathie sowie Motivation beinhalten. Goleman stellt die Behauptung auf, dass ein guter Chef 10% Fachwissen und 90% emotionale Qualitäten benötigt. Neben der Kontaktfreude und dem Ausbau von Beziehungen, sollte dieser eigene Gefühle beherrschen, Probleme sachlich lösen, Einfühlungsvermögen in die Gefühlswelt anderer zeigen sowie andere Menschen motivieren können (Vgl. May, 2011, S. 43). Der PL übernimmt die Verantwortung des kompletten Aufgabenspektrums eines Projektes. PL sind der ‚verlängerte Arm der Geschäftsleitung' und müssen deshalb mit entsprechenden Vollmachten ausgestattet werden. (Madauss, 2020, S. 20). Sie sind ‚Manager auf Zeit', an die sehr hohen Anforderungen gestellt werden, denn ihre Aufgaben sind immer neu und komplex. (Westermann/Kraus, 2019, S. 3).

Ein PL kann sowohl aus der Mitarbeiterebene als auch aus einer Führungsebene stammen. Projektentscheider oder Auftraggeber werden meistens nach dem Kriterium Macht und TM nach ihrer fachlichen Kompetenz ausgewählt. (Westermann/Kraus, 2019, S. 6). Mit dem Einsetzen des PL soll erreicht werden, dass das Projekt durch Personifizierung der Verantwortung klare und eindeutige Informations- und Entscheidungswege getroffen werden (Burghardt, 2007, S.64). Nach Kuster (2011, S. 10) befasst sich ein PL innerhalb eines Projektes mit folgenden Aufgaben: *Personal einsetzen und qualifizieren, Projektteams leiten, Zusammenarbeit gestalten, Konflikte bewältigen, soziale Prozesse gestalten.*

Bei der Abwicklung eines Projekts müssen drei Größen in Betracht genommen werden: 1. *Ergebnis* (= Output), 2. *Termine* (= Zeit), 3. *Aufwand/Kosten* (= Input). Wenn sich eine Größe verändert, wirkt sich das automatisch auf die anderen Größen aus. Ein PL muss die schwierige Aufgabe übernehmen, diese drei Faktoren in den Griff zu bekommen (Vgl. Westermann/Kraus, 2019, S. 8). Insgesamt geht es um eine ganzheitliche Optimierung des eigenen Aufgabenfeldes durch Identifikation und Eliminierung von Zeitfressern. Techniken der Priorisierung und Planung berücksichtigen dabei eine ganzheitliche Perspektive. (Vgl. Gassmann, 2006, S. 188).

Zur Führung seines Teams erhält der Projektleiter meist nur wenig formale Macht. Seine Führungsarbeit kann er lediglich auf seiner persönlichen Autorität abstützen. Er muss sein neues PT sukzessive zur gemeinsamen Kooperation, einem „Wir-Gefühl", einem gemeinsam erarbeiteten und akzeptierten Ziel, sowie zu einheitlichen Werten und Normen hin entwickeln (Kuster, 2011, S. 55). Neben der Organisationsebene auf der ein PL für Struktur und Ordnung sorgt, muss er auf der Inhaltseben wissens- und ergebnisorientiertes Arbeiten entwickeln. Dabei ist es wichtig auf der Beziehungsebene ein Klima von Akzeptanz und Vertrauen zu schaffen. (Kuster, 2011, S. 55)

2.2 Projektteam

Ein weiterer Faktor für den Erfolg eines Projekts liegt in der Zusammensetzung der PG, die aus möglichst leistungsfähigen, kreativen und einsatzfreudigen Beschäftigten verschiedener Berufsgruppen und Qualifikationen bestehen sollte (Ulatowski, 2013, S. 26). Neben der Qualifikation und Motivation der Teilnehmer auch eine möglichst optimale Gruppengröße zu beachten. Zur optimalen Größe eines Teams gibt es unterschiedliche Untersuchungen. Die Anzahl und die Person der TM kann fix oder variabel sein. „Ein arbeitsfähiges Team sollte aus nicht mehr als sechs oder sieben Mitgliedern bestehen. Bei dieser Gruppenstärke wird die bestmögliche Teameffizienz erreicht" (Boy et al. 2002, S. 98). Eine Gruppe von Forschern der University of Michigan nennen die Zahl von neun TM als ideal. Ist ein Team hingegen zu klein, mit weniger als fünf Mitgliedern, entstehen oft nicht die typischen Synergieeffekte, die ein vielseitiges Team auszeichnet (Yang, 2013). Wenn TM hinsichtlich vom Anfang bis zum Ende des Projektes gleichbleiben, spricht man von einem geschlossenen PT oder Kernteam. Im Gegensatz dazu gibt es das offene oder erweiterte Projektteam, bei dem sich die Zusammensetzung der TM im Laufe des Projektes ändern kann (Vgl. Zielasek, 1995, S. 46). Da Projekte meist nur für einen definierten Zeitraum angelegt sind, ist das PT meist auch nur für eine begrenzte Zeit zusammen. Die richtige Personalauswahl entscheidet über Erfolg oder Misserfolg eines Projektes. Bei der Zusammenstellung des PT sollte auf verschiedene Faktoren geachtet werden. Dazu zählen Qualifikation, Fachkompetenz, Berufs- und Projekterfahrung, sowie Leistungsbereitschaft und Motivation sowie Kommunikations- und Teamfähigkeit (Vgl. Burghardt, 2007, S.243). Ein PT sollte mehr als eine Gruppe sein, die eine gemeinsame Aufgabe bearbeitet. Neben zahlreichen Methoden und Strategien sowie dem Einsatz von Technik und Maschinen zur Erreichung des Projektziels, bleibt der Mensch immer noch das wichtigste Element der Projektarbeit (Vgl. Gassmann, 2006, S.15). Projekte sind erfolgreich, wenn ein ganzes Team von der Idee und dem Gelingen überzeugt ist. Die Leistungen des Teams müssen langanhaltend und stetig sein. „Ein Spitzenstürmer allein gewinnt kein Fußballmatch, einen Marathonlauf kann man mit kurzen Zwischensprints nicht gewinnen." (Gassmann, 2006, S. 16) „Auf das PM übertragen, bedeutet Team eine interdisziplinäre und hierarchieübergreifende Arbeitsgruppe, die in der Lage ist, eine bestimmte Aufgabe in Projektform zu lösen. Wenn jedes Mitglied erkennt, dass die Aufgabe nur in einer produktiven Zusammenarbeit im Team erfolgreich gelöst werden kann, dann ist die Voraussetzung für den erforderlichen Teamgeist gegeben." (Zielasek, 1995, S. 45) Empowerment steht für selbstbestimmtes, eigenverantwortliches Handeln. In der modernen Arbeitswelt ist das Konzept der Eigenverantwortung und Selbstbestimmung noch relativ jung (Vgl. Russell-Walling, 2011, S. 72). Als Mitglied eines Teams zum Erreichen eines gemeinsamen Ziels beizutragen, kann ebenfalls die Motivation steigern (Vgl. Russell-Walling, 2011, S. 74). Mitarbeiter haben das Gefühl, wichtig zu sein und einen entscheidenden Beitrag zum Unternehmenserfolg zu leisten. Grundregeln müssen klar sein, sowie die Grenzen der Eigenverantwortung, Richtlinien sowie eventuelle Tabus. Mitarbeiter müssen zudem wissen, wem gegenüber sie in welcher Form rechenschaftspflichtig sind und welche Konsequenz ein Erfolg oder Misserfolg nach sich zieht. Sind diese Grundregeln festgelegt, sollten die Mitarbeiter selbst entscheiden, wie sie ihre Aufgaben am besten erledigen. Empowerment macht die Arbeit anregender, aufregender und interessanter. „Die Mitarbeiter erledigen ihre Arbeit nicht, weil sie es müssen, sondern weil sie es wollen – und sie tun es mit Leidenschaft" (Russell-Walling, 2011, S. 75). Für die Projektvision ist es wichtig, dass alle Beteiligten vollständig hinter den Projektzielen stehen. Empfehlenswert ist, dass einem PT Zeit für einen Teamfindungsprozess eingeräumt wird. Der Teambildungsprozess nach Bruce Tuckman (1965) ist hilfreich. Dabei durchläuft das PT fünf Phasen:(Ulatowski, 2013, S. 29; Zingel 2009, S. 21):

(1) *Forming*: Formierungsphase → Zusammenstellung des Teams
   (davor) > *Warming*: Orientierungsphase → Projektaufgabe, Beteiligte, Informieren
   = Phase des Kennenlernens der TM untereinander
(2) *Storming*: Konfliktphase →Auseinandersetzung über Rollen, Grundsätze, Regeln =
   Bildung der teaminternen Hierarchie durch Machtkämpfe und Profilierungsversuche
(3) *Norming*: Regelungsphase → Gemeinsame Festschreibung von Rollen, Zielen, Vorgehensweisen, Regeln = Entstehen eines Wir-Gefühls aufgrund zuvor geklärter Binnenbeziehungen
(4) *Performing*: Leistungsphase → Themenbearbeitung, Problemlösungen, Differenzierung, Stärken/Schwächen = Erstellung der eigentlichen Leistung, Aufgabenerfüllung
(5) *Adjourning*: Auflösungsphase → Ablösung, Trennung, Auflösung des Teams
   = Auswertung und Dokumentation der Ergebnisse.

3   Case: Sozialprojekt #Zeigdichecht im selbstorganisierten Team ohne PL

Junge Frauen messen sich an unrealistischen Schönheitsidealen in sozialen Medien. Durch die zunehmende Bedeutung von Social Media und die Wirkung von Influencer:innen vergleichen junge Frauen sich selbst, ihr Aussehen und ihr Leben mit dem ‚Lifestyle' und den Äußerlichkeiten von Influencern – die sich fälschlicherweise mit unechten und „digital bearbeiteten Fotos" der Außenwelt als makellos und perfekt darstellen. Die Zufriedenheit mit dem eigenen Körper bzw. mit der Figur ist das Top Thema der Frauen, wenn es um die eigene Selbstsicherheit geht. Hierbei findet ein gezieltes Vergleichen mit der eigenen Persönlichkeit und dem eigenen Leben mit dem Leben anderer Individuen statt (Cerny/Werg, 2020).

Das Projekt #ZDE will zur Selbstwertsteigerung junger Frauen beitragen. Frauen sollen sich selbst wertschätzen, sich gut fühlen, und sich erlauben mit einem positiven Selbstbild „sie selbst" in der Welt zu sein. Die Kampagne soll Frauen ermutigen, zu sich selbst zu stehen, damit sie sich frei und unabhängig von der Meinung anderer so zeigen, wie sie wirklich sind. Frauen sollen eigene ‚Plattform' bekommen, ihre Individualität und Einzigartigkeit offen zu leben.

Um das Projekt #ZDE von der ersten Vision bis zur Präsentation des Projektes als Prüfungsleistung der FOM umzusetzen, war ein Zeitraum vom 05.03. bis 18.06.2021 vorgesehen. Entstanden sind in der Zeit eine Webseite mit einem ‚Video zur Diskriminierung von Frauen' als Problemstellung und ein „Video als Werbekampagne" mit 11 interviewten Frauen, sowie einem kostenfreien ‚Online-Training' soll dazu beitragen, das Frauen verstehen, dass ihre "ureigene Schönheit" aus einem gestärkten Selbstwertgefühl, und der Liebe zu sich selbst, entspringt. Auch soll Frauen die Möglichkeit geboten werden, auf eigenen Social-Media-Kanälen in Kontakt zu anderen Frauen zu treten. Der soziale Austausch soll dazu beitragen, dass Frauen positive Erfahrungen machen, *füreinander* da sind, sich *miteinander* austauschen und sich *aneinander* stärken.

Das Team hat sich in der FOM während der Vorlesung zusammengefunden. Die Entscheidung zu einem selbstorganisierten Team wurde stillschweigend getroffen, da die Frage nach der Ernennung eines PL ‚nicht explizit' diskutiert wurde.

Das PT hatte den Wunsch nach kollegialem Miteinander und einem gemeinschaftlichen Streben zur Erreichung des Projektziels. Teamgeist und Kooperationswille waren grundlegende Voraussetzungen.

Die geteilte PL, die auf gleicher Position als Studierende, und damit auf Augenhöhe und Gleichwertigkeit der TM aufbaute und keine Führungshierarchien enthielt, wurde angestrebt und damit zum unbewussten ‚Experiment' des selbstorganisierten Teams.

Für das Projekt #ZDE wurden gemeinsame Regeln aufgestellt, die den Werten und Normen der TM entsprechen und die verpflichtend während der Projektarbeit eingehalten werden sollten. Diese sind im Anhang 2 einzusehen.

4 Analyse: Chancen und Risiken eines selbstorganisierten Projektteams

4.1 Vorteile und Möglichkeiten des selbstorganisierten Projektteams

Entfaltung & Entwicklung

„Teams funktionieren nicht wie technische Einrichtungen auf Knopfdruck. Innerhalb eines Teams finden kontinuierliche Entwicklungsprozesse statt, die einerseits die Teamarbeit unterstützen und fördern, zeitgleich aber auch einschränken und behindern können" (Vgl. Kraus/Westermann, 2019).

#ZDE: Als Chancen wurde die persönliche Entfaltung und Entwicklung eigener Stärken verstanden. Die Auswahl der Tätigkeiten nach Freiwilligkeit und Einschätzung eigener Kompetenzen, hat zur Steigerung der Motivation beigetragen. Kenntnisse und Fähigkeiten einzelner TM kumulierten und trieben den Erfolg des Projektes vorwärts. Die Augenhöhe der TM und der gegenseitige Respekt, förderte die Akzeptanz und erleichterte die Abstimmung von Entscheidungen.

Motivation

„Unter einem motivierten PT-Mitglied verstehen wir einen Menschen, der sich durch ein der Sache positiv zugewandtes, aktives und engagiertes Leistungsverhalten auszeichnet. Die Beweggründe, die zu einem solchen Verhalten führen, können sehr verschieden sein" (Kuster, 2011, S. 257).

#ZDE: Das Projekt wurde durch das Erzeugen eines gemeinsamen „Wir-Gefühls" getragen. Es gab keinen monetären Anreiz, sondern das gemeinsame Streben nach einem höheren Ziel stand im Vordergrund. Die Gemeinnützigkeit des Sozialprojekt hat die intrinsische Motivation der TM bestärkt. Positiv hervorzuheben ist, dass die Verteilung der Aufgaben nach Kompetenzen vorgenommen wurde. Die starke Identifikation des PTs mit dem Projektziel, kam dadurch zustande, da es ein selbstgewähltes „Herzensprojekt" war, welches Motivation, Ehrgeiz und Begeisterung vorangetrieben hat.

Konflikte

„Damit keine Loyalitätskonflikte entstehen, ist das Gefühl von Zugehörigkeit zum PT erforderlich. Das „Wir-Gefühl" in einer Gruppe muss sukzessive entwickelt werden. Unruhe, Widerstand oder Konflikte im Team können Schwierigkeiten auslösen. Diese Störungen erschweren ein Arbeiten an der Sache" (Vgl. Kuster, 2011, S. 3). #ZDE: Herausforderungen wurden als Chancen verstanden, Probleme wurden gemeinsam gelöst. Ein Konflikt, der aus Missverständnissen entstanden ist, konnte durch ein kurzfristiges persönliches Treffen und gelungener Kommunikation bereinigt werden. Eine Einigung wurde durch Deeskalation und Kompromissfindung erreicht.

Kommunikation

Der Einsatz von PT im PM trägt dazu bei, Informations- und Kommunikationswege zu optimieren, die Möglichkeit zur Kooperation zu verbessern und unterschiedliche Kompetenzen in einer partnerschaftlichen Atmosphäre verschmelzen zu lassen. (Vgl. Kraus/Westermann, 2019) #ZDE: Kritik wurde nicht als Angriff, sondern als Entwicklungschance verstanden werden. Konflikte konnten durch Kommunikation beseitigt werden. Schweigsame TM wurden gezielt angesprochen. Jedes TM war eingeladen, seine Meinung klar und direkt zu äußern und einen gemeinsamen Konsens zu erzielen und Kooperation zu ermöglichen.

Leistungspotenzial

„Die grösste Leistungsfähigkeit einer Gruppe wird oft erst nach einigen Arbeitssitzungen erreicht. Dieser Zeitraum ist notwendig, da eine Gruppe ein „Wir-Gefühl" erst entwickelt, nachdem sie sich eingespielt und erste Auseinandersetzungen gemeinsam erfolgreich gemeistert hat." (Kuster, 2011, S. 66). #ZDE: Das Leistungspotenzial wurde durch eine stimulierende Atmosphäre aktiviert. Um das Wir-Gefühl zu stärken, wurde bei der Erstellung der Videos bspw. gemeinsam gegessen und ein aktivierender Spaziergang an der frischen Luft praktiziert. Differenzen und Konflikte wurden zur Sprache gebracht, Probleme diskutiert und Lösungen gefunden. Gemeinsam wurden Erholungspausen gemacht, dabei Musik gehört und den Abschluss eines Meilensteines mit einem gemeinsamen Abendessen verbunden.

Räumliche Distanz

„Damit die Produktivität der Gruppe, die Fertigstellung und Zielerreichung des Projektes nicht gefährdet wird, sollte die Bearbeitung und Beseitigung der Störung Vorrang genießen." (Vgl. Kuster, 2011, S. 64).

#ZDE: Zuletzt sei noch die pandemiebedingte räumliche Distanz erwähnt. Das Team war großteils ein „virtuelles Team". Mithilfe verschiedener Kommunikationsmöglichkeiten mittels WhatsApp und E-Mail wurden Kommunikationswege für eine relativ zeitnahe Reaktion der TM geschaffen. Da der überwiegend digitale Austausch zeitweise ein distanziertes Klima geschaffen hat, hat das selbstorganisierte Team eine Lösung gesucht. Demnach wurde in der wichtigen Projekt-Endphase auf Präsenztreffen mit negativer Corona-Testung, umgestellt.

Offenheit/Feedback

#ZDE: Bei Feedbackgesprächen konnte Offenheit und Authentizität gelebt werden, da eigene Gedanken und Gefühle ausgesprochen werden konnten. Subjektive Aussagen einzelner TM zum Projektthema oder zum Projektumfeld wurde stets Aufmerksamkeit geschenkt.

4.2 Nachteile und Gefahren durch fehlende Projektleitung

Gruppenprozesse

„So wie jeder Mensch seine individuelle Entwicklung erlebt, machen auch Gruppen einen Entwicklungsprozess durch und entwickeln eine Dynamik. Thema, Situation, Umfeld, Kontext und vor allem die Persönlichkeit der einzelnen Gruppenmitglieder und des PLs führen dazu, dass jeder Gruppenprozess anders verläuft." (Kuster, 2011, S. 64). „Das Team muss als wahres Team funktionieren Punkt nur wenn es sich über die Stufen Forming, Storming und Norming hinzu in den Performance-Zustand entwickelt hat, dann kann es die Aufgaben vollumfänglich wahrnehmen. Wann immer eine Störung im Team Auftritt, muss es die Phasen erneut durchlaufen." (Gassmann, 2006, S. 52)

#ZDE: Das PT bestand aus drei Studierenden der FOM, Düsseldorf, die sich aus Arbeitsgruppen und vergangenen Projektarbeiten kennen, daher ist die *Forming-* und *Warming-*Phase, entfallen. Auch die *Storming*-Phase, bei der es um die Bildung einer teaminternen Hierarchie geht und Binnenbeziehungen geklärt werden, wurde nicht ausagiert. Das Team ist mit der *Norming*-Phase gestartet. Hierbei wurden Regeln und die gemeinsame Definition von Rollen und Zielen festgelegt. Vor und während der *Performing*-Phase wurde mithilfe kreativer Techniken das Projekt #ZDE erarbeitet, die im Anhang des SE detaillierter vorgestellt werden. Da die ersten Phasen übersprungen wurden, ist die Wichtigkeit und Bedeutung der Rolle eines PL nicht bewusst geworden. Retrospektiv betrachtet, hätte der Gruppenprozess mehr Beachtung gebraucht, und die einzelnen Phasen hätten sorgfältiger durchlaufen werden müssen.

Verantwortungsübernahme

„Mit dem Einsetzen eines PL soll vor allem erreicht werden, dass für das Projekt durch Personifizierung der Verantwortung klare und eindeutige Informations- und Entscheidungswege geschaffen werden." (Burghardt, 2007, S. 64)

#ZDE: Als Risiko kann gedeutet werden, dass die fehlende Besetzung eines PL an manchen Stellen zur verzögerten Übernahme von Verantwortungsbereichen einzelner Personen führte. Fehlende Dominanz einzelner Persönlichkeiten, sowie die Zurückhaltung bei der Einschätzung der eigenen Kompetenzen, führte zu einem Ungleichgewicht in der Verteilung der Aufgaben, die jedoch durch Kommunikation und Beseitigung der Missverständnisse ausgeglichen wurden. Das Zurücknehmen der eigenen Person, zu große Vorsicht und falsche Rücksichtnahme haben dazu geführt, dass einzelne TM zeitweise haltlos erschienen. Damit das Projekt und der Fertigstellungstermin nicht gefährdet wird, hat ein Teammitglied dann die Verantwortung und damit die ‚indirekte Führung' übernommen.

Entscheidungsbefugnis

„Der Projektleiter hat neben der Leitung und Verantwortung auch die Repräsentanz und Personalführung des Projekts… hinzu kommt die fachliche und personelle Betreuung der Mitarbeiter." (Burghardt, 2007, S. 65)

#ZDE: Eigenständiges Handeln und das Treffen kurzfristiger Entscheidungen waren nahezu unmöglich. Entscheidungen, die sonst ein PL zum Wohle des Projektes trifft, konnten nur nach Absprache mit dem PT getroffen werden, was Zeit- und Informationsverluste erbrachte. Die Tatsache, dass aufgrund einer einzigen Kontaktaufnahme zu einer anderen Studierenden (Wirtschaftspsychologin 4. Semester, FOM) über Xing, eine mögliche Kooperationsidee entstand und eine Einladung ausgesprochen wurde, war für ein TM dann Diskussions-Thema. Als Grund für die emotionale Reaktion des TM wurde im Feedbackgespräch dann eine persönliche Identifikation mit einer ähnlichen (privaten) Situation der Vergangenheit erkannt und konnte bereinigt werden.

Weisungsbefugnis

„Das reine Projektmanagement ist das Modell, bei dem der PL die meisten Kompetenzen bekommt… Der PL hat volle Weisungsbefugnis gegenüber dem Team" (Krauss/Westermann, 2019, S. 23).

#ZDE: Da aufgrund der fehlenden PL keine definierte Weisungsbefugnis bestand und keine Arbeitsanweisung erteilt wurden, musste eine selbstverantwortlich Übernahme von Aufgaben geschehen. Dadurch entstanden Abgrenzungsprobleme zu anderen Verantwortungsbereichen.

Selbstmotivation und Volition

„Defizite in der Selbstmotivation einzelner TM kann durch die exponierte Rolle einen PL behoben werden, da dieser die Fremdmotiviation beeinflussen kann, um dem Projekt den erforderlichen Rückenwind zu geben." (Vgl. Gassmann, 2006, S. 188)

#ZDE: Durch die fehlende PL, schien es einzelnen TM schwieriger sich selbstständig zu motivieren und eigenständig zur Volition anzuregen. Hier hätte ein begeisterter PL das Team durch positiven Zuspruch und Anerkennung zu mehr Einsatz anregen können.

Kooperation

„Eine erfolgsorientierte Arbeitsweise ist wegen des Nicht-vorhanden-Seins einer hierarchischen Ordnung nur dann zu erwarten, wenn die TM ein stark ausgeprägtes kooperatives Verhalten zeigen." (Burghardt, 2007, S. 249).

#ZDE: Das PT hat kooperativ gearbeitet, jedoch verhinderten berufsbedingte und private Gründe einzelner TM, eine ausgeglichene Verteilung der zu verrichtenden Aufgaben. Dies zog einen ‚Ressourcenkonflikt' nach sich, da andere TM mehr Zeit aufbringen mussten und stärker gefordert wurden. Möglicherweise hätte ein PL seine Weisungsbefugnis genutzt und mit klaren Vorgaben zur Gleichstellung des Aufgabenumfangs beitragen.

Zeitplanung

„Besonderes Merkmal der Zeit ist bekanntlich, dass im Gegensatz zu anderen Ressourcen Zeit nicht vermehrbar ist. Deshalb ist eine optimale Zeitplanung nicht nur in der Terminplanung eines Projekts von großer Bedeutung, sondern auch bei der persönlichen Zeitplanung" (Burghardt, 2007, S. 345)

#ZDE: Enge Zeitpläne durch die Prüfungsvorgabe des Auftraggebers (FOM) und wenig Pufferzeiten bis zum Projektende, wurden vom Team als Kreativitätskiller empfunden. Was den Work-Flow zudem bremste, waren Schicht- und Wochenendarbeit einzelner TM, sowie unterschiedliche Prioritäten in der privaten Zeitplanung. Dies brachte einen ‚Prioritätenkonflikt' hervor, da unterschiedliche Ansichten in der Reihenfolge und Vorgehensweise bei der Bearbeitung der Projektaufgaben entstanden.

5 Fazit

Ein Projekt zeichnet sich durch eine hohe Komplexität und Mitarbeit mit mehreren Personen aus. Besonders in kleinen Projekten ist eine vollständige Rollenteilungen meist nicht bis in die letzte Konsequenz möglich. Daher ist es unerlässlich, dass einzelne Rollen klar definiert, vereinbart und transparent gemacht werden. Abschließend lässt sich festhalten, dass die verschiedenen Kompetenzen und Erfahrungen der TM das Projekt rechtzeitig zum Erfolg bringen konnten. Hürden im Projektalltag und einzelne Projektkrisen, die es zu bewältigen galt, wären durch die Besetzung eines PL und dessen Führungsbefugnis vermieden worden. Probleme, die bei der freiwilligen Übernahme von Verantwortungsbereichen des selbstorganisierten Teams, die zu Verzögerungen führten, wären unter der Führung eines PL vermutlich ausgeblieben. Auch wenn Teams in gleicher Position oder auf Augenhöhe sind, kann es sein, dass sich TM aufgrund von Kompetenz- und Altersunterschieden unterschwellig hierarchisch verhalten. Es ist daher hilfreich, wenn Führungskräfte vertreten sind, die offiziell die Führung übernehmen. Entlastend für das Team kann sein, wenn eine Person für übergeordnete Organisations- und Steuerungsfragen zuständig ist. Für die Fortführung der Sozialkampagne oder bei Neugründung eines PT sollte darüber nachgedacht werden, wie das Thema Führung künftig angegangen werden soll. Ratsam wäre eine „reine Projektorganisation" zu gründen, bei dem die TM dem PL unterliegen da dieser über alleinige Weisungs- und Entscheidungsmacht verfügt. Auch eine „Stabs-Projektorganisation" wäre denkbar, bei der die Weisungsbefugnis einem unabhängigen PL zugewiesen wird. Da das Team von #ZDE den gemeinsamen Wunsch nach Transparenz, Flexibilität, sowie die Bereitschaft eines kollegialen Miteinanders und das gemeinschaftliche Streben zur Erreichung des Projektziels verfolgte, hätte „OKR" – Objekt Key Results – als moderne Methode zum Managen von Zielen und Leistung eingesezt werden können. Teamgeist und Kooperationswille sind grundlegende Voraussetzungen dafür. Da in dem Sozialprojekt keine Gelder und Gewinne erzielt werden, ist die intrinsische Motivation der TM umso wichtiger. OKR lebt durch das Erzeugen eines gemeinsamen „Wir-Gefühls", in dem nicht Geld den Anreiz bietet, Spitzenleistungen zu erzielen, sondern das gemeinsame Streben nach einem höheren Ziel im Vordergrund steht (Vgl. Tan, C.-M, 2012, S.193). Ein weiterer wichtiger Aspekt für die OKR-Methode spräche für die geteilte PL, die auf Gleichwertigkeit der TM aufbaut und flache Führungshierarchien enthält.

Anhang

Anhang 1: Projektteam – Projekt #ZeigDichEcht

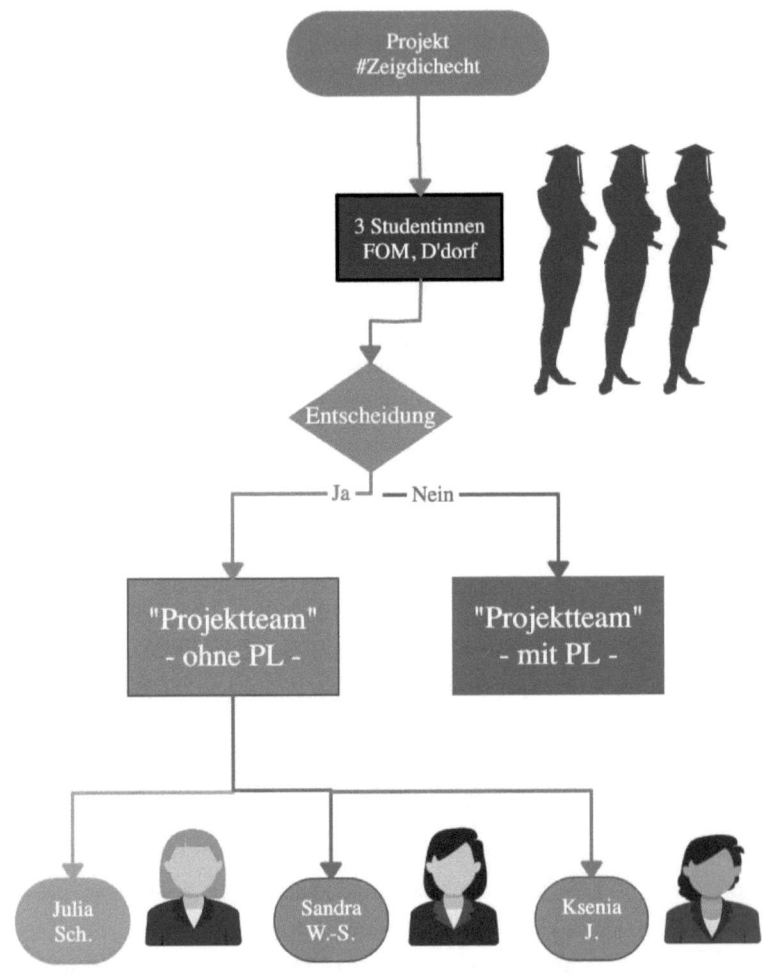

Abb.1: Projektteam von #zeigdichecht (eigene Darstellung, erstellt mit Creatly.app)

Anhang 2: Regeln der Teamarbeit im Projekt #ZeigDichEcht

Regeln sind bewusst gesetzte Vereinbarungen des Teams über Verhaltensweisen in bestimmten Situationen; sie geben Sicherheit und bieten Orientierung. Sie sollten jedoch nicht den individuellen Gestaltungsraum der TM einschränken damit die Kreativität und Innovation nicht gebremst wird.

Folgende Regeln wurden zu Anfang des Projektes vom PT erarbeitet:

- *Anerkennung:* Jedes TM gibt/erhält Feedback für seine Leistung.

- *Kooperationsbereitschaft:* Jedes TM verpflichtet sich die Wünsche und Bedürfnisse der anderen zu berücksichtigen und darauf einzugehen.

- *Kommunikation:* Jedem TM wird aufmerksam und aktiv zugehört.

- *Offenheit:* Jedes TM darf seine Meinung/Kritik sachlich äußern.

- *Pünktlichkeit:* Meetings, die abgehalten werden, beginnen pünktlich.

- *Selbststeuerung:* Jedes TM übernimmt freiwillige Aufgaben und arbeitet eigenständig im gewählten Arbeitsbereich

- *Verantwortungsbewusstsein:* Für den selbstgewählten Tätigkeitsbereich trägt jedes TM die vollständige Verantwortung

- *Verbindlichkeit:* Die vereinbarten Regeln werden von allen beachtet/eingehalten.

- *Vertrauen:* Jedem TM wird bei der Aufgabenerfüllung innerhalb seines Verantwortungsbereiches Vertrauen geschenkt.

- *Zuverlässigkeit:* Jedes TM hält sich an die gemachten und fristgerechten Zusagen.

Anhang 3: Kreative Technik 1 - Brainstorming nach Osborn

In der Teamarbeit wurden verschiedene Techniken angewendet, um die Kreativität anzuregen. Für die erste Ideensammlung kamen das 'Brainstorming' nach Alex Osborn (1930er Jahre) zum Einsatz. Die Überschrift „Zeit ich selbst zu sein" war richtungsweisend. (Abb.2) Das Brainstorming führte erst nach Abschluss des Prozesses zum endgültigen Namen des Projektes. (Abb.3)

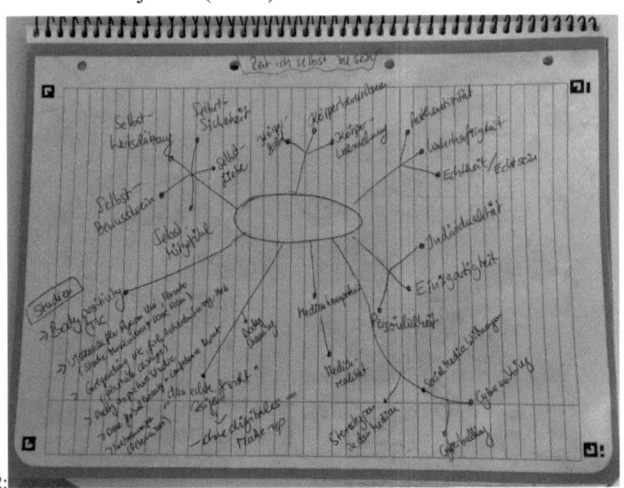

Abb. 2:

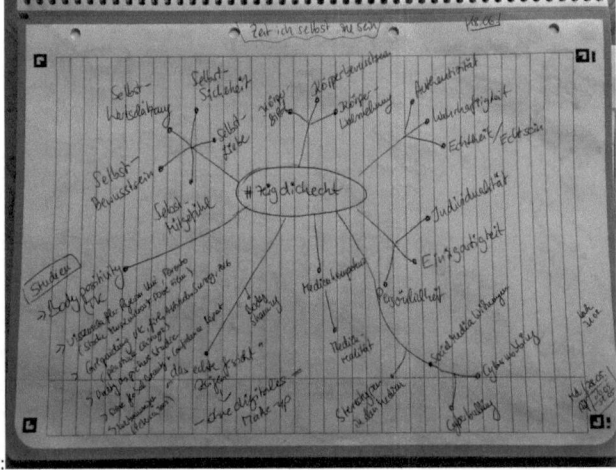

Abb. 3:

(Abb. 2+3: Mindmap nach Alex Osborn - eigenes Foto - Modul Praxisprojekt, FOM Düsseldorf)

Anhang 4: Kreative Technik 2 - Walt-Disney-Strategie nach Disney/Dilts

Des Weiteren wurde die aus dem NLP bekannte „Walt-Disney-Strategie" nach Walt Elias Disney, modelliert von Robert Dilts (1990er Jahre), zur Entwicklung der Vision, Ideen und Zielen (Träumer), der Analyse und praktischen Realisation (Planer) sowie deren kritischen Beurteilung und Risikocheck (Kritiker). Als Kreativitäts-Methode wird sie als Rollenspiel eingesetzt, bei dem eine oder mehrere Personen ein Problem aus drei verschiedenen Blickwinkeln betrachten und diskutieren sollen. Die drei Positionen können mehrfach durchlaufen werden. Die Arbeit mit dem Modell ist beendet, wenn der Kritiker sich mit dem „Ziel" des Träumers und der „Verwirklichung" des Planers einverstanden erklärt.

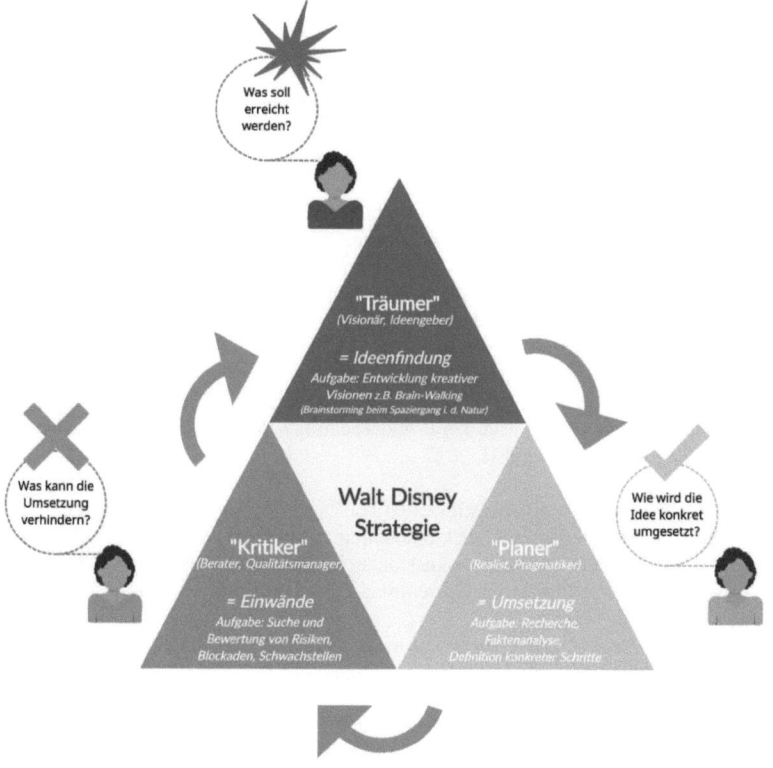

Abb.4: „Walt Disney Strategie" nach Walter Elias Disney – (eigene Darstellung/erstellt mit Creatly.app)

Literaturverzeichnis

Burghardt, M., - Hrsg. Siemens AG, Berlin/München (Einführung in Projektmanagement, 2007): Einführung in Projektmanagement – Definition, Planung, Kontrolle, Abschluss, 5., überarbeitete und erweiterte Auflage, Erlangen: Publicis Corporate Publishing, 2007

Boy, J., Dudek, C., & Kuschel, S. (2002). Projektmanagement. Grundlagen, Methoden und Techniken, Zusammenhänge, Offenbach: Gabal Verlag, 2002

Carl, N., Fiedler, R., Jórasz, W., Kiesel, M. (BWL kompakt, 2017): BWL kompakt und verständlich – Für Studierende von Ingenieurs- und IT-Studiengängen sowie für Fach- und Führungskräfte ohne BWL-Studium, 4., überarbeitete und aktualisierte Auflage, Wiesbaden: Springer Vieweg, 2017

Cerny, L., Werg, J., (Medieneinfluss, 2020). Der Einfluss von sozialen Medien und Influencer/innen am Beispiel einer Wettbewerbskonzeption, in: Ökologisches Wirtschaften - Fachzeitschrift, 33(2), S. 25–26.

Dilts R. B., (Disney-Strategie, 1994): Know-how für Träumer: Strategien der Kreativität, NLP & modelling, Struktur der Innovation, Reihe: Pragmatismus & Tradition –, Bd 31. Paderborn: Junfermann Verlag, 1994

Eucerin/Beiersdorf Hrsg. (Eucerin/Frauenstudie 2020): Was Frauen bewegt – Die Eucerin Frauenstudie 2020. Studie in: Statista, 2020

Gassmann, O. (Praxiswissen Projektmanagement, 2006): Praxiswissen Projektmanagement – Bausteine, Instrumente, Checklisten, 2. aktualisierte Auflage, München/Wien: Carl Hanser Verlag, 2006

Hohberger, S., Damlachi, H. (Performancesteigerung, 2017): Performancesteigerung im Unternehmen – Innovative Tools und Techniken, Wiesbaden: Springer Fachmedien Wiesbaden GmbH, 2017

Köhler, C., Pablo, J., (Medieneinfluss, 2019): Warum so garstig? Zum Einfluss von realweltlichen, medien- und diskussionsimmanenten sowie situativen Faktoren auf die (In)Zivilität von Onlinediskussionen, in: Politische Partizipation im Medienwandel, Berlin: Böhland & Schremmer Verlag, 2019, S. 321-344

Madauss, B.J. (Projektmanagement Theorie & Praxis, 2020): Projektmanagement – Theorie und Praxis aus einer Hand, Springer-Verlag GmbH Deutschland, 2020

Moser, H., (Strategisches Projektmanagement, 2015): Strategisches Projektmanagement im Gesundheitswesen – Wie Stakeholder auf ein Sensitivitätsmodell einwirken – eine Analyse, Hamburg: disserta Verlag, Imprint der Diplomica Verlag GmbH, 2015

Kraus, G., Westermann, R. (Projektmanagement System, 2019): Projektmanagement mit System – Organisation, Methoden, Steuerung, 6., aktualisierte und erweiterte Auflage, Wiesbaden: Springer Gabler, Springer Fachmedien Wiesbaden, 2019

Kuster, J., Huber, E., Lippmann, R., Schmid, A., Schneider, E. Witschi, U., Wüst, R., (Handbuch Projektmanagement, 2011): Handbuch Projektmanagement – 3. erweiterte Auflage, Berlin/Heidelberg: Springer-Verlag, 2011

Martin, A., Schoenenberg, K., (Fitspiration, 2020). Bedeutung von Instagram und Fitspiration-Bildern für die muskeldysmorphe Symptomatik, in: Zeitschrift Psychotherapeut, Editorial - Ausgabe 2/2020 , Berlin: Springer Medizin, 2020, S. 93-99

May, S., (Checklistenbuch, 2011): Das Checklistenbuch – Die wichtigsten Organisationshilfen für das Büromanagement, Wiesbaden: Gabler Verlag, Springer Fachmedien Wiesbaden GmbH, 2011

Osborn, A. F., (Brainstorming, 1957): Applied Imagination. Charles Scribner's Sons, New York 1957.

Pink A., Koßmann, H. (Architekturfaktoren, 2002): Erfolgreiche Projektkooperation: Soziale Bedingungen In: Software-Entwicklung für Kommunikationsnetze, Berlin/Heidelberg: Springer Verlag, 2002

Russell-Walling, E., (50 Schlüsselideen Management, 2011): 50 Schlüsselideen Management, Titel der Originalausgabe: ,50 Management Ideas You Really Need to Know', übersetzt von H. Reissig, Heidelberg: Spektrum Akademischer Verlag Heidelberg, 2011

Schawel C., Billing F., (Top 100 Management Tools, 2018): Projektmanagement. In: Top 100 Management Tools. Wiesbaden: Springer Gabler, 2018

Schmitz, C. A. (Kreativität, 2002): Kreativität - Abenteuer ins Ungewisse, In: H. Scherer (Hrsg.), Von den Besten profitieren (Bd. II, S. 275–304). Offenbach: Gabal Verlag, 2002

Tuckman, B. W., (Phasenmodell Tuckman, 1965). Developmental sequences in small groups - Psychological Bulletin - Phasenmodell der Teamentwicklung nach Tuckman, S. 348-399

Ulatowski, H., (Projektmanagement Altenpflege, 2013): Zukunftsorientiertes Personalmanagement in der ambulanten (Alten-)Pflege, Projektmanagement - Retention Management – Mitarbeiterorientierung, Wiesbaden: Springer Fachmedien, 2013

Yang, W. et al. (Gruppeneffekte, 2013): Nonlinear effects of group size on collective action and resource outcomes. In: PNAS, 110 (27), S. 10916–10921.

Zielasek G., (Projektmanagement, 1995): Projektmanagement, Berlin/Heidelberg: Springer Verlag, 1995

Internetquellen

Keßler H., Winkelhofer G.A., (PM Theorie 1997): PM als durchgängige Theorie. In: Projektmanagement. Springer, Berlin, Heidelberg https://doi.org/10.1007/978-3-642-97980-4_2 [Zugriff am 28.06.2021]

Keßler H., Winkelhofer G.A., (PM Organisationseinheit 1997): PM als zusätzliche Organisationseinheit. In: Projektmanagement. Springer, Berlin, Heidelberg https://doi.org/10.1007/978-3-642-97980-4_8 [Zugriff am 28.06.2021]

Keßler H., Winkelhofer G.A., (PM Verhalten, 1997): PM als Verhalten. In: Projektmanagement. Springer, Berlin, Heidelberg https://doi.org/10.1007/978-3-642-97980-4_12 [Zugriff am 28.06.2021]

Staehle W., Hrsg. (Handbuch Management, 1991): Handbuch Management - die 24 Rollen der exzellenten Führungskraft, Wiesbaden: Gabler, 1991 https://doi.org/10.1007/978-3-322-96347-5 [Zugriff am 28.06.2021]

Keßler H., Winkelhofer G.A., (PM Haltung, 1997): PM als Haltung. In: Projektmanagement. Springer, Berlin, Heidelberg https://doi.org/10.1007/978-3-642-97980-4_10 [Zugriff am 28.06.2021]

Keßler H., Winkelhofer G.A., (PM Prozess 1997): PM als iterativer Prozess. In: Projektmanagement. Springer, Berlin, Heidelberg https://doi.org/10.1007/978-3-642-97980-4_9 [Zugriff am 28.06.2021]

Keßler H., Winkelhofer G.A., (PM Kommunikation, 1997): PM als Kommunikation. In: Projektmanagement. Springer, Berlin, Heidelberg: https://doi.org/10.1007/978-3-642-97980-4_13 [Zugriff am 28.06.2021]